# FUNÉRAILLES

DE MONSIEUR

# Louis BRETON

Brasseur,
Maire de Courrières.

---

LILLE,
IMPRIMERIE L. DANEL.
—
1891.

# FUNÉRAILLES

DE MONSIEUR

# Louis BRETON

Brasseur,
Maire de Courrières.

LILLE,
IMPRIMERIE L. DANEL.

1891.

## DISCOURS de M. MERCIER,

Sous-Préfet de Béthune.

En présence du cruel événement qui frappe prématurément toute une région dans une famille qui en est l'honneur et la gloire, il sera permis au représentant du Gouvernement d'adresser un suprême adieu à celui qui a tant aimé la République.

Témoin depuis plusieurs années de la partie de sa vie qu'il consacrait à la défense de ses convictions, au triomphe de ses idées, je suis fier de l'honneur que veut bien me déléguer M. le Préfet ; j'en serais effrayé s'il ne suffisait pas à un homme qui joignait à une si grande âme, tant de modestie, du simple éloge partant d'une émotion sincère et d'un cœur ami.

Que puis-je dire de lui dont vous n'ayez tous été les témoins ? Ce que Louis Breton était comme mari, comme père, comme frère, comme ami, il l'était comme administrateur de cette belle commune qu'il considérait comme la continuation de sa famille. A tous, il prodiguait le dévouement, la bonté rayonnante, l'infatigable volonté de rendre heureux et satisfaits tous ceux qui l'approchaient.

Propagateur, défenseur des institutions que la France s'est données, et qu'il a eu la satisfaction de voir universellement acceptées et respectées même par ses anciens adversaires, il devait ses plus grands succès à sa franchise, à sa cordialité, à la sincérité, à la fermeté et au désintéressement de ses convictions. Son seul aspect, la bienveillance de son accueil et l'exemple de sa vie étaient ses meilleurs moyens de persuasion. Son union avec ses deux frères qui apportent à leur pays natal le prestige de l'illustration conquise par le travail et le génie, jointe au souvenir de la patrie vaillamment défendue dans les jours de danger, était aussi une de ses grandes forces.

Les Breton décidaient tout ensemble, et quand les Breton avaient parlé, le respect et la sympathie s'imposaient.

Recevez, cher Louis, nos adieux attendris. Vous connaître, c'était vous aimer, et vous laissez bien des amis dont la foule désolée nous entoure. Si votre perte est irréparable, soyez assuré que votre mémoire vivra parmi nous, que le souvenir de votre bonté sera conservé comme le précieux modèle de la vie d'un homme de bien.

Puisse cette conviction jeter quelque adoucissement à la douleur inconsolable de votre famille, dont le deuil est celui de tout un pays !

# DISCOURS

## DE M. Pierre-Joseph BOUCHEZ,

Adjoint à Courrières.

Messieurs,

Avant de laisser fermer cette tombe sur le corps de notre bien-aimé maire, j'ai le pénible et douloureux devoir, en ma qualité d'adjoint, de venir dire, au nom du Conseil municipal en particulier et de la commune toute entière, le dernier et triste adieu à l'homme de bien qu'une mort brutale vient de nous ravir.

Maire depuis 1867, M. Breton a rempli ses délicates fonctions avec un tact et un dévouement au-dessus de tout éloge.

Les difficultés qu'il a rencontrées, (et elles furent nombreuses) il les a réglées avec la bonté et la sagesse qui le caractérisaient. Homme de conciliation, de justice et de cœur par excellence, chacun venait le consulter : que de rapports entre particuliers il a améliorés, que de fois il a ramené la paix dans les familles, que de différends n'a-t-il pas réglés à l'avantage des intéressés, alors qu'ils se vident souvent ailleurs devant les tribunaux. Homme de bien dans toute l'acception du mot, il s'est montré bon et généreux pour les pauvres de la commune dont il soulageait les misères secrètes, et qui perdent en lui un père. Pour tous ses administrés, et sans distinction de parti, il fut le conseiller bienveillant, prudent et sûr.

A tous il rendait des services, et il était de ces hommes bien rares, à l'âme grande et élevée, qui semblent avoir pris pour devise : Faire du bien même à ceux qui m'ont fait du mal.

En 1849 et en 1866, un terrible fléau était venu fondre sur Courrières et jeter l'épouvante au sein de la population.

M. Breton était jeune alors et dans un âge où on tient à la vie. Mais il ne calcule rien, il affronte mille périls, rassure la population en visitant les malheureux cholériques et en leur prodiguant pendant trois longs mois, sa bonté et ses soins.

La population de Courrières lui en a toujours gardé bon souvenir et fidèle reconnaissance. Et ce n'est pas du reste dans ces seules occasions que M. Breton fit preuve de courage et de dévouement. Capitaine des pompiers pendant 14 ans, on l'a toujours trouvé au poste de péril et d'honneur.

Les qualités administratives de M. Breton ne le cédaient en rien à ses éminentes qualités de cœur. Courrières lui doit bien des embellissements et bon nombre d'améliorations pour lesquels il a obtenu des pouvoirs publics les crédits nécessaires, grâce à la légitime influence dont il jouissait auprès d'eux.

Mais pourquoi, après tant de services rendus, la commune n'a-t-elle pas eu la satisfaction et le plaisir de voir décerner à son bien-aimé maire, la suprême récompense qu'il avait si bien méritée.

C'est que M. Breton n'a jamais su solliciter que pour les autres et qu'il n'a jamais eu qu'une ambition, mais celle-là noble et élevée qui montre à nu toute sa belle âme : faire le bien.

Et pourtant, cher Monsieur Breton, aussi bien remplie que soit votre vie, votre présence à notre tête était bien nécessaire encore. Privés de votre direction éclairée et de votre précieux concours, saurons-nous conserver les résultats acquis ? Soyez sûr, du moins, que dans les épreuves qui pourront nous être données, nous suivrons votre noble exemple, nous tâcherons d'imiter vos vertus, et, dans cette pensée que votre œuvre ne périra pas tout entière, au nom de la commune et du Conseil municipal reconnaissants,

Monsieur Breton, adieu !

## DISCOURS de M. André DÉPREZ,

Sénateur du Pas-de-Calais.

---

Messieurs,

Je viens à mon tour, au nom de tous les républicains du Pas-de-Calais, rendre un dernier hommage et dire le suprême adieu au fidèle compagnon de lutte qui vient d'être si soudainement enlevé à notre affection.

Cette foule immense et consternée accourue lui faire de si touchantes funérailles, les paroles émues qui ont fait couler vos larmes en vous retraçant la vie si bien remplie du regretté Louis Breton vous disent toute l'étendue de la perte que nous faisons en ce jour.

C'est qu'en effet M. Louis Breton n'était pas seulement le républicain militant, aux convictions profondes, à la foi robuste, que l'on trouvait toujours au premier rang lorsqu'il s'agissait de combattre pour le succès des idées démocratiques, il était aussi, il était surtout, l'homme de bon conseil, l'ami généreux et accueillant qu'aucune infortune, qu'aucune souffrance ne trouvait indifférent.

Tous connaissaient le chemin de son hospitalière maison ; les petits et les grands, les malheureux, les déshérités de ce monde s'y pressaient et n'en sortaient jamais sans avoir reçu ou une abondante aumône qu'il savait donner avec cette discrétion qui en centuple le prix, ou une réconfortante parole qui relevait les courages les plus abattus, comme les âmes les plus éprouvées.

Vous l'avez apprécié mieux que tous les autres, habitants de Courrières qu'il aimait tant !

Vous qui avez eu le bonheur de vivre longtemps à ses côtés, vous savez avec quelle passion il faisait le bien, avec quel désintéressement, avec quelle sollicitude toute paternelle il s'occupait des intérêts matériels et moraux de cette cité ; vos joies et vos douleurs étaient devenues les siennes, et il ne se trouvait réellement heureux qu'au milieu de ses chers administrés auprès desquels il va désormais reposer pour toujours.

Pourquoi la mort impitoyable est-elle venue l'arracher à notre commune affection et rompre ainsi brutalement ce faisceau fraternel que nous

nous plaisions à contempler, à admirer et qu'enveloppaient les rayons d'une gloire si pure et si vive?

Ah! jusque dans la mort il a pensé à vous, vous ne l'oublierez pas, habitants de Courrières! vous ne l'oublierez jamais, vous conserverez pieusement son souvenir, et si, ce qu'à Dieu ne plaise, l'œuvre que nous avons édifiée ensemble était encore une fois menacée, c'est ici, c'est autour de cette tombe vénérée, que vous viendriez vous inspirer et puiser de nouvelles forces pour défendre l'héritage précieux qu'il vous a légué.

Louis Breton, notre ami à tous, au nom de tous les républicains du Pas-de-Calais, adieu!

## DISCOURS de M. Charles BAGGIO,

Maire de Carvin.

---

Mesdames et Messieurs,

Veuillez permettre à un vieil ami, à un vieux collègue de Louis Breton, au plus ancien maire du canton, de lui adresser un dernier adieu.

Vous tous ici présents qui l'avez connu, vous avez apprécié ses hautes qualités.

Vous qui, pour obtenir justice, êtes venus solliciter son appui, vous vous rappelez avec quelle bienveillance il vous accueillait et vous écoutait, quel contentement plein d'espoir vous emportiez en le quittant.

Vous tous qui avez eu le bonheur de le voir dans la vie privée, vous avez été charmés par l'aménité naturelle qu'il apportait dans toutes ses relations.

Messieurs les Administrateurs du bureau de

bienfaisance, qui pendant si longtemps avez travaillé avec lui à répartir équitablement entre les pauvres les faibles ressources de votre établissement, vous savez combien il fut toujours bon et compatissant pour les malheureux, et combien souvent il contribua de sa bourse à combler les déficits.

Messieurs les Conseillers municipaux, qui pendant vingt-sept années avez travaillé avec lui au progrès de Courrières, vous savez quel esprit de conciliation et quelle parfaite droiture il apporta toujours dans la discussion et dans la conduite des affaires.

Vous, Messieurs, qui, en bons citoyens, avez travaillé au bonheur et à la grandeur de la France en cherchant à consolider et à améliorer le gouvernement de liberté et d'égalité qu'ont édifié pour nous les efforts séculaires de nos pères, n'avez-vous pas constamment trouvé Louis Breton donnant, pour cette cause sainte entre toutes, l'exemple de l'activité et de la générosité dans la plus large mesure?

Enfin, en contraste avec les jalousies et les compétitions qui divisent tant de familles dans notre société essentiellement individualiste, n'avons-nous pas tous admiré, révéré cette union si intime, si inaltérable des frères Breton, si honorable pour chacun d'eux !

Adieu donc et honneur à Louis Breton qui nous laisse de si beaux exemples, de si doux et si consolants souvenirs.

# DISCOURS de M. le Dr ROBERT,

Délégué cantonal.

Messieurs,

Au nom de la délégation républicaine du canton de Carvin, je viens, à mon tour, rendre un suprême hommage, dire un dernier adieu à celui que nous pleurons tous.

Membre de la délégation depuis vingt-cinq ans, son président depuis dix ans, Louis Breton apportait dans ses modestes fonctions le même zèle et le même dévouement que dans la plus haute dont il était revêtu, estimant, avec raison, qu'il faut bien faire tout ce que l'on fait et que l'on peut être utile aussi bien dans les petites choses, que dans les grandes. Avec quelle exactitude et quelle assiduité il assistait à nos séances et suivait nos inspections !

Tous ses collègues peuvent vous dire avec quelle compétence il présidait.

Quel tact, quelle douceur, quelle aménité il mettait dans ses rapports avec les jeunes élèves !

Tout ceux qui ont connu cette belle nature dont la bonté simple était la caractéristique peuvent, même sans avoir eu, comme nous, le bonheur d'être comptés parmi ses amis, le deviner et le comprendre.

Il a rendu de nombreux services à la cause de l'instruction publique et à ses plus humbles auxiliaires.

Par son intelligence, son activité et sa ténacité à faire le bien, il a puissamment contribué à son développement dans notre région.

Il en fut pendant près de trente ans un des plus vaillants, des plus fidèles, et des plus utiles serviteurs, continuant ainsi la noble et sage tradition que lui avait laissée son oncle vénéré, M. Boniface Breton.

Mais c'est ici surtout, à Courrières, dans ce beau village qu'il aimait tant, comme tous les siens, dans ce village dont il avait fait une République familiale, qu'il eut l'occasion de montrer sa sollicitude pour les écoles. Du reste, tout ce qui touche à la dignité, tout ce qui peut développer l'intelligence, tout ce qui peut augmenter le bien-être moral et physique de ses concitoyens, tout cela trouvait en lui un chaud et zélé partisan.

Aussi la perte que nous venons de faire est irréparable, pour la délégation de Carvin, comme pour le pays. Nous tâcherons de l'atténuer autant que nous pourrons en suivant l'exemple et en continuant les traditions de notre regretté collègue et cher président. Adieu mon cher Breton, adieu!

# DISCOURS de M. DELEMER,

Président du syndicat des brasseurs de la région du Nord.

---

Messieurs,

En voyant s'achever cet hiver, l'un des plus rigoureux qui aient sévi sur la nature, nous songeons que la terre a bien souffert dans les germes qui sont confiés à son sein.

Mais combien n'avons-nous pas souffert davantage dans les affections qui s'étaient comme entées sur notre cœur et que cette rude saison a emportées pour jamais.

La terre, elle se console, dès que les premiers bourgeons s'épanouissent comme aujourd'hui, avec leurs couleurs timides encore, mais pleines d'espérances.

Les deuils nombreux qui, dans ces derniers mois, nous ont frappés, ce ne sont pas les sourires de ce nouveau printemps qui sauraient les effacer.

Jamais la mort n'a accompli son œuvre avec moins de pitié ; jamais elle n'a fauché avec plus d'ardeur, je ne dirai pas seulement parmi les plants encore frêles, ou les troncs fatigués, mais même parmi ces arbres robustes qui semblaient dans l'épanouissement de leur force, dans la plénitude de leur vie.

C'est ainsi que dans une même semaine, il nous faut déplorer la perte de deux collègues également chers, également dévoués.

Avant-hier nous menions à sa dernière demeure M. Butruille ; aujourd'hui, nous accomplissons les mêmes devoirs auprès d'un autre ami, M. Louis Breton.

Je ne m'étendrai pas à vous retracer les phases d'une vie que vous connaissez mieux que moi, d'une vie que n'ont pas traversée de formidables orages, mais qui pourtant dans la sphère où elle s'est totalement accomplie, a pris une place si grande, si sympathique, si profondément populaire.

Et pourquoi, Messieurs, la vie de l'homme que nous pleurons était-elle ce que je viens de vous dire ? — C'est que cet homme était bon.

La bonté, n'est-ce pas la qualité maîtresse, n'est-ce pas la source harmonieuse qui s'en va d'un cœur à d'autres cœurs, afin que tous ensemble, ces cœurs vibrent dans un unisson parfait, délicieux que l'on nomme l'amitié.

Cette bonté de Louis Breton, que vous avez eu tant d'occasions d'apprécier, vous tous de cette commune, vous ses amis, vous ses parents, vous ses frères, je vous demande la permission de vous apprendre ce qu'elle était chez nous aussi, et comme on la tenait en estime dans le syndicat régional de la brasserie.

Louis Breton fut un des ouvriers de la première heure de ce syndicat qui date de vingt ans.

Fondée pour la défense des intérêts de la corporation toute entière, cette institution a eu ses heures de triomphe et ses heures d'insuccès. Mais de tant de souvenirs plus ou moins effacés qu'elle nous laisse aujourd'hui, il en reste un seul que jamais une ombre n'a terni, c'est celui de la bonne entente de tous les membres, de leur cordiale amitié.

Quelle part Louis Breton a-t-il prise à cette union sympathique ; je répondrai en disant que dans toute occasion, sa douce et spirituelle gaîté, son humeur égale et conciliante fut pour nous le rayon de soleil, rayon qu'il puisait sans efforts de sa nature essentiellement artistisque et pleine de poésie.

Comment n'être pas un peu artiste, un peu poète dans le milieu où il a vécu, dans ce milieu où l'art et la poésie s'épanchaient en son âme à grands flots de la tendresse fraternelle !

Je ne puis dire toutes les impressions que cette pensée m'inspire. Mais qui n'a senti une émotion singulière en visitant ce Courrières des Breton, à écouter le brasseur donnant aux artistes des conseils dans la production de leurs chefs-d'œuvre, conseils qui étaient écoutés avec une conviction toute naïve, d'autant plus fondée, d'ailleurs, que ces conseils étaient aussi éclairés qu'affectueux...

Récemment les brasseurs de la campagne ont cru devoir fonder une association spéciale, non séparée de la nôtre dans les questions générales, ayant pour but de défendre occasionnellement leurs intérêts particuliers.

Louis Breton fut sollicité pour prendre la présidence de cette association, et si après plusieurs refus il accepta enfin cette charge, ce ne fut pas par un sentiment d'amour-propre personnel, ce ne fut, comme il me l'attesta lui-même et comme j'en suis pleinement convaincu, qu'avec le désir formel d'être et de rester le trait d'union entre tous et toujours.

Il fut donc là encore à notre égard fidèle à son programme ; nul n'a travaillé plus que lui à conserver à notre corporation cette unité sans laquelle l'influence la plus utile, l'autorité la plus légitime doivent bientôt s'effondrer.

Je crois donc accomplir, au nom de notre syndicat, comme au nom de la brasserie toute entière, un devoir qui m'est cher à moi particulièrement, en témoignant devant cette tombe de la reconnaissance que nous avons pour celui dont elle garde les restes mortels.

Pour lui nous avons prié à l'église, et nous devons espérer que le Ciel récompensera celui qui s'acquitta avec un dévouement sans bornes des affaires que la confiance publique avait mises en ses mains, comme de ses affaires intimes, nous devons espérer que le bon Dieu recevra dans son amour celui qui fut bon époux, bon père, bon frère, bon collègue, bon ami !

# DISCOURS de M. WAREMBOURG,

Au nom du corps enseignant du canton de Carvin.

Messieurs,

Chargé dans cette triste cérémonie de représenter le corps enseignant du canton de Carvin, je viens apporter sur le bord de cette tombe l'humble hommage de notre reconnaissance et l'expression des regrets que nous cause la perte de celui qui nous avait consacré une bonne partie de sa vie. Des voix éloquentes ont rappelé les brillantes qualités d'esprit et de cœur de M. Louis Breton. Je ne veux parler que de l'homme qui s'était fait un devoir d'aider, par tous les moyens, aux progrès de l'éducation populaire dans la région.

Depuis 1867, M. Breton appartenait à la délégation cantonale de Carvin, où il avait remplacé son oncle, M. Boniface Breton. Dès son entrée dans cette délégation si active, dont on a dit avec raison qu'elle était la première du département, il avait montré un zèle ardent et éclairé.

A la mort du Docteur Demarquette, d'Hénin-Liétard, les collègues de M. Breton le choisirent, à l'unanimité, pour Président. A partir de ce jour, il devint l'âme de la délégation, et malgré ses travaux si multiples, il sut toujours trouver le temps nécessaire pour visiter, au moins une fois chaque année, les nombreuses écoles du canton. Son vif désir de voir sans cesse s'élever le niveau de l'instruction, l'habitude de ces sortes d'inspections avait donné à M. Louis Breton, une compétence qu'on rencontre rarement chez ceux dont la profession n'est pas d'enseigner. Il savait exciter l'émulation des enfants et encourager les instituteurs, qui se sentaient réconfortés et disposés à mieux faire, quand il les quittait. Il avait pour tous un mot aimable. Aussi, maîtres et élèves, au lieu de redouter la visite de la délégation, la désiraient vivement. C'était un spectacle réellement touchant de voir M. Louis Breton et ses dignes collaborateurs au milieu d'une classe, gagnant en quelques minutes la confiance des enfants, les interrogeant familièrement, et leur inspirant, pour le travail, une ardeur qui ne se démentait pas de longtemps.

M. Louis Breton aimait sincèrement les instituteurs ; ils trouvaient en lui un guide sûr, un défenseur aussi énergique que dévoué. Il les accueillait avec cette bonté simple qui le caractérisait et lui gagnait tous les cœurs. Dans les temps difficiles, il se faisait leur défenseur, et ne reculait devant aucun obstacle, ni devant aucune démarche pour leur être utile. On comprend que nous avions tous pour lui une vive affection.

C'est dire que la nouvelle de la mort de ce vaillant protecteur, à qui nous pensions que de longs jours étaient encore réservés, a retenti douloureusement dans nos cœurs.

M. Breton prenait une part active aux travaux des commissions chargées d'examiner les candidats au certificat d'études primaires et c'était pour lui un véritable plaisir. Il savait, aussi bien que les hommes les plus expérimentés en matière d'enseignement, se mettre à la portée des enfants : par un sourire, par une bonne parole, il les rassurait, et les plus timides même se présentaient sans crainte pour répondre à ses questions.

C'est pourquoi aux larmes des instituteurs et des institutrices du canton viennent se mêler celles de leurs anciens élèves. Tous ressentent vivement la perte cruelle et irréparable que nous venons d'éprouver, et conserveront pieusement le souvenir de l'homme de bien qui va disparaître pour toujours.

Cher et regretté Monsieur Breton, au nom de ceux qui, dans nos écoles, ont pu apprécier votre dévouement à la cause de l'enseignement primaire, je vous dis adieu !

Reposez en paix !

# DISCOURS de M. DE JAEGHÈRE,

Secrétaire du syndicat des brasseurs de la campagne
des départements du Nord et du Pas-de-Calais.

---

Le Syndicat des brasseurs de la campagne adresse à son Président un suprême adieu et le témoignage de sa reconnaissance et de ses regrets.

En acceptant la présidence de notre Association, M. Breton n'a pas peu contribué à son succès ; l'appui moral de son nom et de sa haute personnalité nous a acquis la confiance ; sa bienveillance et son affable accueil nous ont attiré les sympathies ; la remarquable élévation de son âme et son esprit de conciliation ont rendu agréables nos travaux et ont facilité nos relations extérieures. Enfin, son dévouement actif nous a été souvent un précieux secours matériel.

Privés de sa paternelle direction, nous prenons

une part bien vive à la douleur de sa famille et nous lui présentons nos sincères condoléances. Que l'expression de nos regrets et de notre vénération soient, s'il se peut, un adoucissement à cette juste douleur, et qu'il nous soit permis de suivre notre regretté Président d'un souvenir respectueusement ému et quasi filial.

## DISCOURS de M. BERLINGUEZ,

Instituteur à Courrières.

―――

Messieurs,

Quand une tombe va se refermer pour toujours sur le corps d'un homme bien-aimé et universellement estimé, on a peine à contenir son émotion et à refouler ses larmes.

Il faut pourtant que je vienne, dans cette douloureuse circonstance, rendre un dernier hommage, acquitter une dette sacrée de reconnaissance que j'ai contractée, comme instituteur, envers celui qui a bien voulu me combler de sa bonté et m'honorer de son amitié.

Directeur de l'école de Courrières depuis près de quinze ans, ma tâche a été ici constamment lourde, parfois pénible. Mais compte-t-on la peine et le labeur quand on se sent soutenu, encouragé par la confiance, l'estime et l'affection d'un homme aux qualités si rares, au cœur si chaud !

Car si M. Breton fut un fonctionnaire zélé et éclairé, étendant sa sollicitude à tout, on peut dire néanmoins que le bon fonctionnement des écoles et les intérêts des maîtres et maîtresses ont été, de sa part, l'objet d'une prédilection toute particulière.

Et, détail significatif et qui montre bien son excellent cœur, quand les crédits prévus et votés par le Conseil municipal ne suffisaient pas pour les améliorations qu'il avait projetées, sa bourse, toujours ouverte pour l'accomplissement d'une œuvre utile, faisait le reste.

Sa générosité, d'ailleurs, ne se bornait point là : chaque année c'est lui qui récompensait si largement les lauréats des divers concours auxquels nos élèves prenaient part.

Quant à nous, maîtres et maîtresses, notre récompense était cette cordiale poignée de main, ces compliments sincères qui partaient du cœur et auxquels nous tenions tant !

Et, autre récompense, avec quel empressement cet homme de cœur, aux sentiments si délicats, venait nous communiquer une bonne nouvelle; il jouissait autant que nous de notre propre bonheur.

Mais ce que je ne peux me rappeler sans attendrissement, c'est cette amitié constante dont il m'a honoré, ces sympathies si chaudes dont j'ai été entouré dans cette excellente famille, modèle admirable de toutes les familles par l'union, par le cœur, par les talents.

Mon cœur, mon cher M. Breton, en est vivement touché et profondément reconnaissant. Soyez-en sûr, je garderai pieusement votre cher souvenir.

M. Breton, mon vaillant et vénéré protecteur, adieu !

# DISCOURS de M. LAMENDIN,

Secrétaire du syndicat des mineurs du Pas-de-Calais.

---

Citoyennes, Citoyens,

C'est au nom des ouvriers mineurs du bassin houiller du Pas-de-Calais que je viens, sur cette tombe, adresser un dernier adieu à cet homme de bien dont la dépouille mortelle repose ici.

Je n'ai pas besoin de vous retracer la vie de M. Breton, des voix plus autorisées que la mienne viennent de le faire, je me contenterai de dire que la commune perd en lui un de ses meilleurs citoyens et la République un de ses serviteurs les plus dévoués.

M. Breton possédait l'estime de tous les mineurs, il était leur sincère ami, pourquoi? la raison en est bien simple : vivant au milieu de cette classe de travailleurs, il avait pu se convaincre que protection doit leur être accordée et que ces déshérités de la fortune, en réclamant l'amélioration de leur sort, ne causeraient nullement la ruine de ces puissantes Compagnies qui exploitent la sueur du plus humble ouvrier.

M. Breton était au nombre de ceux qui ont en horreur l'esclavage des mineurs et l'asservissement de tout ce qui touche au travail, aussi s'élevait-il sans cesse contre le joug sous lequel les Compagnies houillères veulent tenir leurs ouvriers.

Pour ne citer qu'un fait, je rappellerai celui du vote conférant aux ouvriers le droit d'association. A peine cette loi votée, nous voyons le regretté M. Breton inviter les mineurs de Courrières à profiter de ce droit. Il leur disait : syndiquez-vous, syndiquez-vous. Toujours entendue, sa parole produisit un excellent effet ; en mettant en pratique les sages conseils de leur regretté maire, les mineurs de Courrières s'unirent et composèrent bien vite la puissante section syndicale que l'on rencontre aujourd'hui.

C'est à titre de reconnaissance, pour les services rendus par lui à la classe des travailleurs, que je viens, au nom du Syndicat des Mineurs du Pas-de-Calais, dire un suprême adieu à M. Breton.

Maintenant que le Syndicat vient d'acquitter

envers M. Breton une dette de reconnaissance, il reste aux ouvriers mineurs à s'efforcer de suivre les exemples du défunt en continuant l'œuvre qu'il aimait tant.

Ce sera le meilleur moyen de lui témoigner leur gratitude et d'honorer sa mémoire.

Adieu, brave et noble cœur, adieu !

25

www.ingramcontent.com/pod-product-compliance
Lightning Source LLC
Chambersburg PA
CBHW060704050426
42451CB00010B/1259